Resham Irshad
Nandita Gautam
Nikhil Kumar Gautam

Volume das vias aéreas orofaríngeas nas relações dentárias de Classe II

Resham Irshad
Nandita Gautam
Nikhil Kumar Gautam

Volume das vias aéreas orofaríngeas nas relações dentárias de Classe II

Tratamento Ortodôntico

ScienciaScripts

Imprint
Any brand names and product names mentioned in this book are subject to trademark, brand or patent protection and are trademarks or registered trademarks of their respective holders. The use of brand names, product names, common names, trade names, product descriptions etc. even without a particular marking in this work is in no way to be construed to mean that such names may be regarded as unrestricted in respect of trademark and brand protection legislation and could thus be used by anyone.

Cover image: www.ingimage.com

This book is a translation from the original published under ISBN 978-620-5-51165-7.

Publisher:
Sciencia Scripts
is a trademark of
Dodo Books Indian Ocean Ltd. and OmniScriptum S.R.L publishing group

120 High Road, East Finchley, London, N2 9ED, United Kingdom
Str. Armeneasca 28/1, office 1, Chisinau MD-2012, Republic of Moldova, Europe
Printed at: see last page
ISBN: 978-620-5-62179-0

Abstrato

Título: Avaliação do volume das vias aéreas orofaríngeas em pacientes com relações dentárias de Classe II com extracção vs tratamento ortodôntico não extractivo. **Objectivo**: O objectivo deste estudo é demonstrar que o volume orofaríngeo não diminui como resultado de extracções de pré-molares e tratamento ortodôntico. **Materiais e métodos**: As TC's de feixe cônico foram obtidas para vinte e sete pacientes ortodônticos antes e depois do tratamento. Nove pacientes foram tratados com quatro extracções de pré-molares, e dezoito não-extracções tratadas. O volume total das vias aéreas orofaríngeas (TV) e a área mínima de constrição (MAC) foram medidos utilizando o InVivo Anatomage Software. **Resultados**: A TV inicial e final do grupo de não-extracção foram correlacionadas (p = 0,61). A TV nos casos de não-extracção mostrou um aumento significativo (p = 0,037). **Conclusão:** Não houve alteração significativa na TV em pacientes de Classe II que foram submetidos a tratamento ortodôntico com extracções; os pacientes que foram tratados sem extracções tiveram um aumento significativo na TV. Não houve alteração significativa na MAC em nenhum dos grupos

Tabela de Conteúdos

INTRODUÇÃO E REVISÃO DE LITERATURA

Multidisciplinaridade Dentária e Ortodontia

O apinhamento dentário é uma das queixas principais mais comuns dos pacientes que procuram tratamento ortodôntico. Dependendo da gravidade e da etiologia, existem várias abordagens para resolver o apinhamento dentário que incluem a redução interproximal, a expansão do arco, ou a extracção de dentes. Após a fusão da sutura palatina média, a expansão transversal do esqueleto para aumentar o comprimento da arcada torna-se menos eficaz e imprevisível com os aparelhos dentários tradicionais, e a necessidade de reduzir a massa dentária torna-se indicada. Após cerca dos 15 anos de idade em raparigas e 16 em rapazes, há pouco ou nenhum movimento esquelético basal, e as alterações na largura são devidas à inclinação dos dentes dentro dos limites do alvéolo (Vanarsdall, 1999).

Embora existam numerosas filosofias de tratamento em Ortodontia, um conjunto de orientações amplamente aceite foi proposto por William Proffit na década de 1990. Segundo Proffit, indivíduos com uma relação dentária de Classe I e menos de quatro milímetros de apinhamento raramente necessitam de extracções para resolver a má oclusão. Os pacientes com uma relação dentária de Classe I e com cinco a nove milímetros de apinhamento são considerados "casos-limite" e podem necessitar de extracções. Os pacientes com uma má oclusão de Classe I e com mais de nove milímetros de apinhamento requerem frequentemente extracções em conjunto com o seu tratamento ortodôntico (Proffit, 2019). Dependendo da saúde periodontal do indivíduo, o tratamento de extracção do apinhamento dentário pode prevenir deiscências ou fenestrações futuras ou outros efeitos periodontais prejudiciais. No planeamento do tratamento de extracções, é fundamental avaliar a proclinação dos incisivos. Muitas vezes, a extracção dos pré-molares permite a correcção dos incisivos proclinados para a sua angulação ideal no interior do osso alveolar. Segundo Little et al., a proclinação excessiva dos incisivos tem efeitos deletérios tanto na estética facial como na estabilidade a longo prazo dos dentes (Little et al., 1990).

Para além de resolver o apinhamento, as extracções de dentes permanentes podem facilitar a correcção da classificação Molar de Angle. Especificamente, o tratamento ortodôntico em adolescentes com más oclusões de Classe II ou de Classe III envolve frequentemente a extracção de quatro pré-molares para melhorar as relações molares e caninas. Em pacientes que apresentam uma classificação molar e canina de Classe II de Angle, uma filosofia de tratamento que é normalmente aplicada é a extracção dos primeiros pré-molares superiores e segundos pré-molares inferiores. O padrão particular de extracção pode divergir dependendo da apresentação do paciente e da preferência do fornecedor de biomecânica, com o objectivo de permitir a intercuspidação adequada dos dentes posteriores, e também permitir a melhoria do acoplamento anterior e do sobrejacto.

Tomografia Computadorizada de feixe cônico em Ortodontia

Como a tecnologia de imagem continua a evoluir, o mesmo acontece com a disponibilidade de informação que os prestadores de serviços dentários são capazes de recolher. A imagiologia 2D, embora ainda amplamente implementada, tem muitas limitações, incluindo erros de ampliação, distorção geométrica, sobreposição de estruturas, deslocamentos projectivos que alongam ou prefiguram estruturas, erros de rotação, e transformação projectiva linear (Kapila, 2011).

Ao longo dos últimos 30 anos, os avanços tecnológicos permitiram que a Tomografia Computadorizada de Feixe Cônico 3D (TCFC) se tornasse mais acessível e mais prontamente disponível nas práticas ortodônticas (Scarfe, 2008). A tomografia tridimensional tem muitas vantagens para o tratamento ortodôntico e, segundo Agrawal et al., "a TCFC fornece uma excelente ferramenta para um diagnóstico preciso, planeamento de tratamento mais previsível, gestão e educação mais eficientes dos pacientes, melhores resultados de tratamento e satisfação dos pacientes" (Agrawal et al., 2013).

Uma imagem CBCT é adquirida quando a fonte de raios X e o detector rodam em torno da cabeça do paciente, e um feixe de radiação é dirigido através do meio da área de interesse para um detector de raios X (Scarfe, 2008). Enquanto a TC tradicional utiliza um feixe em forma de leque, a TCFC utiliza um feixe redondo ou rectangular em forma de cone. Apenas uma rotação do pórtico em torno da cabeça do paciente é suficiente para capturar a imagem, uma vez que a exposição incorpora todo o campo de visão. Durante esta rotação, centenas de imagens sequenciais são adquiridas em pequenos intervalos de grau. Cada uma destas imagens é uma projecção 2D, semelhante às imagens cefalométricas laterais ou PA, sendo cada uma delas tirada num ângulo ligeiramente diferente do anterior (Scarfe, 2008). Estas imagens 2D são combinadas para compreender o volume 3D.

A TCFC fornece imagens de alta qualidade de diagnóstico com resolução sub-milimétrica, tempos de varrimento mais curtos, e expõe os pacientes a uma dose de radiação 10 vezes menor do que as tomografias convencionais durante a exposição maxilo-facial (Kumar et al., 2015). A TCFC também oferece alta precisão dimensional com apenas 2% de ampliação que pode ser auto-corrigida para produzir uma imagem ortogonal com uma proporção 1:1 de estruturas reproduzidas na imagem (Kumar et al., 2015).

A TCFC, embora aplicável em todas as especialidades dentárias, é particularmente benéfica no diagnóstico e planeamento do tratamento em Ortodontia. A TCFC pode ajudar na colocação de dispositivos de ancoragem temporária, identificando com precisão a morfologia e posição da raiz, densidade óssea e localização dos danos radiculares existentes, em comparação com as modalidades de imagem mais tradicionais, tais como radiografias panorâmicas 2-D ou periapicais. De acordo com Kumar et al., esta modalidade de imagem é também a ferramenta de eleição para ortodontistas a ser usada para "análise cefalométrica...avaliação do crescimento facial, idade, função das vias respiratórias e perturbações na erupção dentária" (Kumar et al., 2015).

Vários programas de análise de TCFC permitem ao utilizador isolar a região anatómica mais frequentemente afectada pela apneia obstrutiva do sono (AOS) - a orofaringe - delimitada superiormente pela nasofaringe e inferiormente pela epiglote. O software é então capaz de calcular o volume total dentro dos limites dados e pode também medir a área transversal de uma fatia axial da imagem. A largura da via aérea e a dimensão anterior-posterior da via aérea na fatia axial mais pequena também pode ser medida utilizando certos programas de análise. Estas medições fornecem ao utilizador valores numéricos para avaliar e comparar objectivamente as dimensões das vias aéreas em pacientes com AOS versus indivíduos não afectados.

Distúrbios Respiratórios do Sono

Os distúrbios do sono representam um importante problema de saúde pública nos Estados Unidos, e a Comissão Nacional de Distúrbios do Sono estima que, "a respiração com ligeiro distúrbio do sono afecta 7 a 18 milhões de pessoas nos Estados Unidos, enquanto que 2 a 4 milhões de americanos têm doenças moderadas a graves" (Ting et al., 2015). Destas perturbações do sono, a AOS é uma das mais prevalentes e está associada a comorbilidades neurocognitivas e cardiovasculares. A OSA é caracterizada por episódios de obstrução parcial ou completa das vias aéreas, especificamente nas vias aéreas superiores, que podem perturbar os padrões normais do sono (American Thoracic Society, 1996). Esta perturbação respiratória é o resultado de uma interacção de muitos factores anatómicos, factores relacionados com o sono, e controlo da respiração pelo sistema nervoso central (Ting et al., 2015). Os factores anatómicos que desempenham um papel na AOS incluem uma via aérea circular, comprimento e volume do palato mole, comprimento das vias aéreas superiores, depósitos de gordura faríngea, hipertrofia adenotonsilar, volume da língua, perfil esquelético de classe II, e desvios morfológicos da coluna cervical (Ting et al., 2015). Embora o diagnóstico da AOS deva ser confirmado com um estudo do sono, os profissionais de medicina dentária podem ajudar a identificar indivíduos em risco com a ajuda de imagens de diagnóstico de rotina. Estima-se que até 93% das mulheres e 82% dos homens com AOS moderada a grave podem ficar sem diagnóstico (Park et al., 2011). Os indivíduos com AOS não diagnosticada podem apresentar-se para visitas dentárias de rotina, tornando a imagiologia dentária um método razoável e prático de rastreio dos factores de risco de AOS.

Ortodontia e Vias Aéreas

A orofaringe é definida por Netter como a região da via aérea superior que é superior à laringofaringe e inferior à nasofaringe, estendendo-se do palato mole até à epiglote (Netter, 2019). Esta região tem particular interesse na avaliação das vias aéreas ortodônticas, uma vez que a maioria das obstruções na AOS ocorrem na orofaringe e propõe-se que seja a região das vias aéreas mais directamente afectada pela posição da mandíbula e pelas alterações dos tecidos moles que ocorrem com o tratamento ortodôntico (Haskell et al, 2009).

Os padrões craniofaciais de classe II estão frequentemente ligados a vias aéreas superiores de menor dimensão, mandíbulas deficientes e plano mandibular íngreme, e apresentam um risco mais elevado de apneia obstrutiva do sono (Sutherland et al., 2012). Esta relação foi inicialmente reconhecida por Edward Angle em 1907, que foi amplamente reconhecido como o pai da Ortodontia Americana (Angle, 1907). Estes indivíduos de classe II normalmente apresentam planos mandibulares hiperdivergentes e perfis convexos. Embora a intervenção cirúrgica seja frequentemente o tratamento ideal para melhorar o perfil e a relação dentária destes pacientes, muitos preferem opções menos invasivas tais como o tratamento de camuflagem ortodôntica envolvendo extracção de dentes (Zhang et al, 2015).

Nos últimos anos, tem havido um forte interesse no papel da Ortodontia, especificamente no tratamento ortodôntico com extracções, contribuindo para o desenvolvimento da AOS. Tem sido proposto que a extracção de pré-molares diminui o espaço disponível na cavidade oral para a língua, o que obriga a língua a voltar para a orofaringe. Esta posição retrusiva da língua é proposta para resultar numa diminuição do volume das vias respiratórias e contribuir para a obstrução das vias respiratórias. Contudo, esta teoria ainda tem de ser provada com estudos radiográficos.

Revisão da Literatura

Estudos anteriores mediram associações entre a morfologia craniofacial e o volume das vias respiratórias, e assim uma possível predisposição para uma respiração perturbada pelo sono. Um estudo de Yap et al. concluiu que o aumento da altura facial inferior e o ângulo maxilomandibular estavam presentes em doentes com distúrbios respiratórios do sono (Yap, et al., 2019).

Contudo, estas medições foram tiradas de marcos de tecido mole em fotografias de pacientes e modelos dentários, e não de medições cefalométricas esqueléticas. Um estudo relacionado por Galeotti et al. mediu marcos craniofaciais usando cefalogramas laterais e as suas correlações com a gravidade da AOS (Galeotti, et al., 2019). Foi encontrada uma correlação significativa entre a discrepância maxilomandibular (medida pelo ângulo ANB) e a severidade da AOS (Galeotti, et al., 2019). Este estudo também encontrou uma correlação entre os padrões de crescimento hiperdivergente maxilomandibular e uma redução da largura nasofaríngea (Galeotti, et al., 2019).

Um estudo realizado por Buchanan et al. em 2016 avaliou as dimensões das vias aéreas superiores de 16 sujeitos de apneia obstrutiva do sono (AOS) e 16 sujeitos de controlo utilizando uma tomografia computorizada de feixe cônico. A área média, volume, volume total e comprimento total das vias aéreas superiores foram medidos, e verificou-se que os sujeitos OSA tinham uma média significativamente menor e volume total das vias aéreas em comparação com os controlos (Buchanan et al., 2016). Os sujeitos OSA tinham uma medição significativamente maior do comprimento das vias aéreas, mas a medição média das vias aéreas anteriores-posteriores não foi considerada significativa entre os grupos (Buchanan et al., 2016). Isto contrasta com os resultados de Ogawa et al. e Schwab et al. que concluíram que a medição anterior-posterior das vias aéreas dos sujeitos OSA era significativamente menor do que a dos controlos (Ogawa et al., 2007) (Schwab et al., 2003). Buchanan et al. sugerem que a falta de diferença significativa nas medições A-P entre grupos pode ser resultado do posicionamento do paciente no momento da aquisição da imagem. As TCFC dentárias são geralmente tiradas com o paciente de pé, enquanto as TC médicas historicamente estudadas para avaliar os pacientes com AOS são tiradas com o paciente numa posição supina. Um estudo de Camacho et al. foi o primeiro a comparar a morfologia das vias aéreas entre a posição vertical e a posição supina do paciente utilizando TCFC, e descobriu que "a área transversal mínima diminuiu de 124±29 mm^2 para 30±5 mm^2 quando o paciente foi digitalizado na posição supina" (Camacho et al., 2014). Os autores propuseram que esta alteração na dimensão pode ser devida a uma mudança na posição da língua, onde a ponta e a base da língua, o palato, e a epiglote se situam mais a posteriori num paciente supino. Como tal, a área transversal e a dimensão anterior-posterior da via aérea podem medir como um valor menor se a imagem for feita com o paciente deitado supino.

Estudos de imagem anteriores determinaram normas para sujeitos saudáveis e para doentes com AOS. Num estudo CBCT 2010, o Enciso e colegas determinaram que os indivíduos cuja dimensão lateral faríngea mede menos de 17 mm no A-P têm uma probabilidade 3,9 vezes maior de ter AOS (Enciso et al., 2010). Schwab et al. descobriram que o volume das vias aéreas e a área média das vias aéreas por fatia medida na ressonância magnética eram significativamente menores em indivíduos com AOS após controlo para sexo, etnia, idade, tamanho craniofacial, e gordura parafaríngea. Portanto, quanto menor o volume das vias aéreas, maior o risco de desenvolvimento de AOS (Schwab et al., 2003).

Extracções para Ortodontia e Vias Aéreas

A investigação sobre vias aéreas orofaríngeas conduziu a resultados inconsistentes no que diz respeito a alterações no volume das vias aéreas a partir da extracção de dentes para fins ortodônticos (Chen, et al., 2012) (Bhattacharyya et al.,

2000). Com a maior disponibilidade da CBCT na prática ortodôntica, uma avaliação tridimensional das vias aéreas é capaz de fornecer aos profissionais informações precisas sobre o volume das vias aéreas após a realização de extracções ortodônticas. Utilizando software digital, as alterações de volume das vias aéreas podem ser medidas com precisão antes e depois do tratamento para melhor compreender as implicações do tratamento ortodôntico na orofaringe em pacientes com diferentes morfologias craniofaciais e más oclusões dentárias. Num estudo sobre pacientes de classe I, Wang et al. concluíram que a dimensão das vias aéreas diminui após o tratamento de extracção ortodôntica (Wang et al., 2012). Chen e colegas chegaram às mesmas conclusões, e também descobriram que esta diminuição das vias aéreas estava correlacionada com a quantidade de retracção dos incisivos inferiores do paciente (Chen et al., 2012). Estes estudos mediram a posição do osso hióide para além das áreas transversais médias da nasofaringe, palatofaringe, glossofaringe, e hipofaringe, com a maior diminuição de área observada na hipofaringe (Chen et al., 2012). Wang et al. também concluíram que as alterações observadas na dimensão das vias aéreas faríngeas não foram diferentes em indivíduos com mandíbulas hiperdivergentes ou não hiperdivergentes (Wang et al., 2012). Em contraste, um estudo de Maiitah et al., realizado no mesmo ano, concluiu que a dimensão das vias aéreas permaneceu inalterada após a extracção dos primeiros pré-molares em pacientes ortodônticos com protrusão bimaxilar (Maiitah et al., 2012).

Com excepção de um único estudo de caso e de um estudo preliminar de Zhang et al., foram feitas poucas pesquisas para investigar as dimensões das vias aéreas em pacientes hiperdivergentes de classe II. Zhang e colegas descobriram que o volume, altura e área transversal das vias aéreas não foram significativamente alterados após tratamento ortodôntico com extracções de pré-molares (Zhang et al.,

2015). O objectivo do presente estudo é investigar melhor este fenómeno e avaliar as vias aéreas orofaríngeas na extracção em comparação com pacientes ortodônticos sem extracções de classe II.

Questões de Investigação

1) A extracção de pré-molares para tratamento ortodôntico em pacientes de Classe II de Angle leva a uma diminuição do volume das vias aéreas orofaríngeas?
2) Existe uma relação entre volumes de vias aéreas pré-tratamento e pós-tratamento em pacientes de Classe II que se submetem a tratamento ortodôntico com 4 extracções de pré-molares?
3) Existe uma relação entre volumes de vias aéreas pré-tratamento e pós-tratamento em pacientes de Classe II que se submetem a tratamento ortodôntico sem extracções?
4) A extracção de pré-molares para tratamento ortodôntico em pacientes de Classe II de Angle leva a uma diminuição da área da secção transversal de constrição mínima das vias aéreas?

Hipótese

Não há diminuição significativa do volume das vias aéreas orofaríngeas ou da área transversal de constrição mínima em pacientes ortodônticos tratados com extracções em comparação com pacientes tratados sem extracções.

MATERIAIS E MÉTODOS

Temas: A aprovação para esta investigação foi obtida do Instituto de Ciências Dentárias, Bareilly, Índia e considerada isenta da avaliação do Conselho de Revisão Institucional porque todos os dados eram pré-existentes, e os sujeitos não eram identificáveis do conjunto de dados. Vinte e sete pacientes foram seleccionados retrospectivamente a partir dos registos. Todos os pacientes foram determinados a ter uma oclusão dentária de Classe II (ou cúspide a cúspide, relação término-molar ou passo completo Classe II).

Dezoito sujeitos tratados com parênteses convencionais e nenhuma extracção foram incluídos neste estudo como o grupo de controlo. Nove indivíduos com os mesmos critérios iniciais de inclusão mas que foram submetidos a tratamento ortodôntico com quatro extracções de pré-molares foram incluídos no presente estudo como grupo de extracção. Os critérios de inclusão estão listados abaixo:

Critérios de inclusão:

- Pacientes pós-pubertal, CVMS IV-V
- Oclusão de classe II
- Nenhuma intervenção cirúrgica
- TCFC inicial e pós-alinhamento
- Não falta dentição, excluindo 2nd e terceiros molares

O tamanho da amostra utilizada no presente estudo está de acordo com os estudos radiográficos publicados que avaliam a OSA. Estudos realizados por Korayem e colegas e Ogawa e colegas utilizaram cada um 10 sujeitos OSA e 10 sujeitos de controlo para análise radiográfica das vias aéreas, e concluíram que a via aérea superior nos sujeitos OSA se apresentava com uma secção transversal mínima menor quando comparada com os sujeitos de controlo (Korayem et al., 2013)(Ogawa et al., 2007).

No presente estudo, os sujeitos não tinham dentes em falta antes de iniciar o tratamento ortodôntico (ignorando o segundo e terceiro molares) e nenhuma anomalia craniofacial. O grupo de extracção consistiu em sujeitos que cada um teve quatro pré-molares extraídos como parte do seu tratamento ortodôntico. Todos os sujeitos foram tratados com sistemas de aparelhos fixos de braquete MBT Twin slot .022". A informação demográfica dos sujeitos é apresentada nas Tabelas 1a e 1b.

Informação Demográfica dos Sujeitos:

Quadro 1a: Informação Demográfica dos Assuntos do Grupo de Extracção.

Identificação do paciente	Sexo	Etnicidade	Idade inicial (anos)	Idade final (anos)	CVMS
1	M	B	14	16	4
*2	F	A	32	--	5
3	M	C	13	17	4
4	F	A	18	21	5
*5	F	C	46	--	5
6	M	A	15	16	5
7	F	A	11	13	4
8	M	B	12	14	4

9	F	A	13	16	4

** indica assuntos tratados no consultório do Dr. Norman Boucher. Todos os outros sujeitos foram tratados pelo Dr. Ty Saini. A idade final não estava disponível para os dois sujeitos tratados no consultório do Dr. Boucher.*

Tabela 1b: Informação Demográfica de Assuntos em Grupo de Não-Extracção.

Identi ficação do paciente	S exo	Etnic idade	Idade inicial (anos)	Idade final (anos)	C VMS
10	F	C	12	13	4
11	F	C	13	15	4
12	M	C	13	14	4
13	F	A	17	18	5
14	M	A	13	14	4
15	F	A	11	13	4
16	F	C	12	13	4
17	F	A	13	14	4
18	F	A	11	14	4
19	F	C	12	14	4
20	F	B	13	15	4
21	M	B	14	17	4
22	M	C	15	18	4
23	F	C	14	15	4
24	M	A	12	14	4
25	M	C	14	16	4
26	M	A	12	16	4
27	M	C	15	18	4

Todos os sujeitos foram tratados ortodonticamente no consultório do Dr. Ty Saini.

Procedimentos:

Foram obtidas duas imagens CBCT para cada paciente pelas práticas ortodônticas. Uma imagem pré-tratamento que foi designada como ponto temporal "Inicial" e uma imagem pós-alinhamento foi designada como ponto temporal "Final" foi adquirida e desidentificada pelas práticas ortodônticas que nos forneceram estas imagens. Ambas as práticas utilizaram o i- CAT Platinum by Imaging Sciences para digitalizações CBCT. Os pacientes foram digitalizados com um campo de visão de 16 cm x 13 cm e uma resolução de voxel de 0,3 durante 8,9 segundos. A máquina rodou uma vez à volta do paciente e expôs o paciente a cerca de 87 micro-Sieverts de radiação. A partir das imagens 3D CBCT, foram extraídos cefalogramas laterais 2D para análise cefalométrica. A fase de maturação vertebral cervical (CVMS) foi medida em cada cefalograma lateral extraído para confirmar que o paciente se encontrava na fase 4 ou 5, definida por McNamara et al. em 2002 (Baccetti, Franchi, & McNamara, 2002). Os indivíduos na fase 4 ou superior completaram em grande parte o crescimento craniofacial, tendo já ocorrido o pico de crescimento mandibular.

As práticas forneceram ao investigador estas imagens de TCFC desidentificadas, que foram analisadas utilizando o software Anatomage InVivo6 3D Imaging Software para medir o volume da orofaringe. Todos os ficheiros foram etiquetados com um número gerado por computador; por conseguinte, a recolha de dados foi realizada sem que o investigador soubesse quais as imagens que correspondiam a que sujeito. A correspondência dos timepoints iniciais e finais para o número de identificação de cada paciente foi feita após a recolha de todos os dados ter sido concluída.

Cada ficheiro DICOM foi aberto com o software Anatomage InVivo6 e foi primeiro orientado com o plano horizontal de Frankfurt paralelo ao chão, como demonstrado nas figuras 1 e 2, com o centro da cabeça do paciente em vista, como determinado pela presença da coluna nasal e do forame nasopalatino na fatia de imagem a ser analisada.

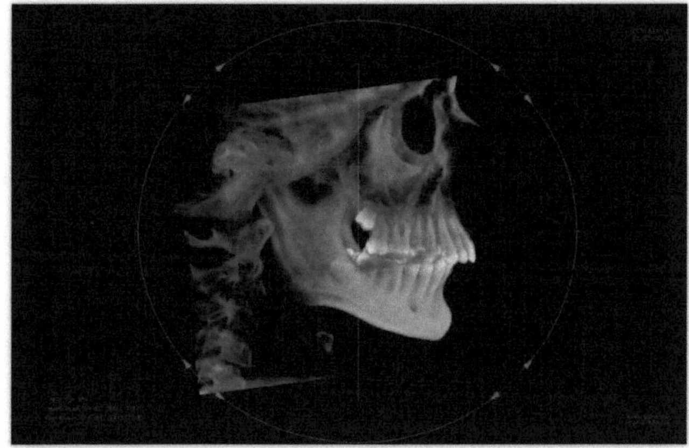

Figura 1: Orientação do volume 3D do plano horizontal de Frankfurt

Figura 2: Identificação da linha média pela presença de foramen nasopalatino

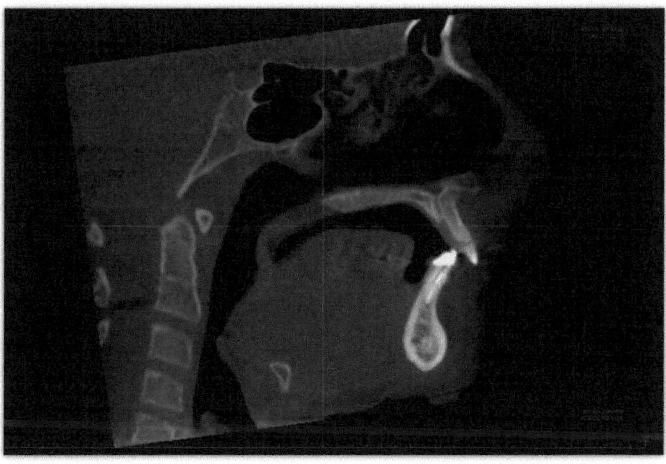

Os limites da orofaringe foram demarcados utilizando o software InVivo6, que forneceu uma renderização 3D da orofaringe extraída para avaliação volumétrica. Utilizando a ferramenta Airway Assessment no software Anatomage InVivo 6, os limites superior e inferior da orofaringe foram indicados pelo investigador, o autor, clicando nos marcos anatómicos definidos por estudos anteriores das vias aéreas de Ogawa e Stefanovic et al. (Ogawa et al., 2007) (Stefanovic et al., 2013). Estes incluem a espinha nasal posterior do osso palatino e a porção mais inferior da segunda vértebra cervical. Linhas horizontais paralelas ao plano horizontal de Frankfurt foram desenhadas através destes dois pontos, e o volume tridimensional total da via aérea entre estas duas linhas horizontais foi calculado pelo software, tal como representado na Figura 3. O software também relatou a área transversal mínima da via aérea orofaríngea. Estas medidas foram registadas para cada imagem da TCFC. Os estudos da via aérea superior baseados em tomografias CBCT são considerados fiáveis na definição da fronteira entre tecidos moles e espaços vazios, e fornecem áreas transversais precisas e volumes da via aérea faríngea (Gurani et al., 2016).

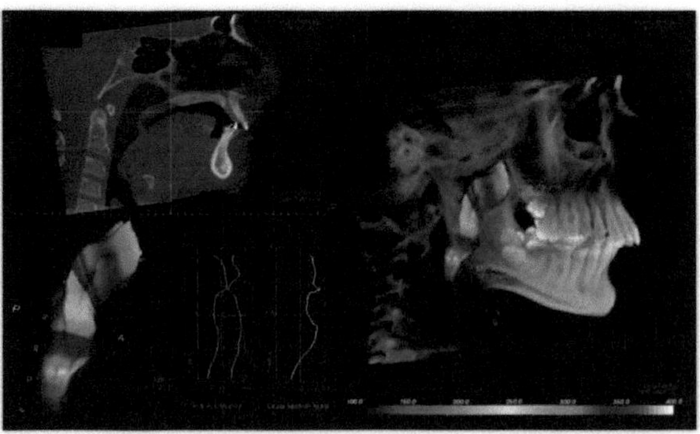

Figura 3: Medição e renderização volumétrica da orofaringe

Análise estatística:

Foram feitos três testes estatísticos para analisar os dados do presente estudo.

1) Para determinar a fiabilidade intra-analítica, todas as medições foram repetidas pelo mesmo investigador após uma semana. A correlação entre os dois conjuntos de medições foi calculada utilizando um teste Spearman Rho.
2) Foi realizado um segundo teste Spearman Rho para avaliar a possível correlação entre as medidas iniciais e finais das vias aéreas de cada paciente.
3) As alterações no volume total das vias aéreas e área mínima de constrição desde o ponto de tempo inicial até ao final em cada grupo foram avaliadas com um teste Wilcoxon.

RESULTADOS

Fiabilidade Intra-Rater:

Para determinar a fiabilidade intra-analítica, todas as medições foram repetidas pelo mesmo investigador, o autor do presente estudo, após uma semana. A correlação entre os dois conjuntos de medições foi calculada utilizando um teste Spearman Rho. Na tabela disponível no apêndice, foi calculada a diferença entre as duas medições para o volume total no ponto inicial do grupo de extracção, e o Coeficiente Spearman resultante foi de 0,99, indicando que ambas as medições estavam altamente relacionadas. Após ter sido determinada uma fiabilidade elevada, as duas medições foram calculadas como média, e estes dados estão disponíveis nas Tabelas 3a-4b.

Correlação do volume total inicial vs. final das vias aéreas:

Como demonstrado na Figura 4, há vários outliers em cada grupo. Do grupo de extracção, o Paciente 9 experimentou um aumento consideravelmente maior no volume das vias aéreas em comparação com outros indivíduos do grupo. Os Pacientes 1, 2, e 3 caíram abaixo da linha de tendência para a alteração do volume das vias aéreas. Os Pacientes 10, 11 caíram bem abaixo da linha de tendência do grupo não extractor, e os Pacientes 20, 26, e 27 caíram substancialmente acima da linha de tendência do grupo não extractor.

Figura 4: Correlação do volume total inicial vs. final das vias aéreas

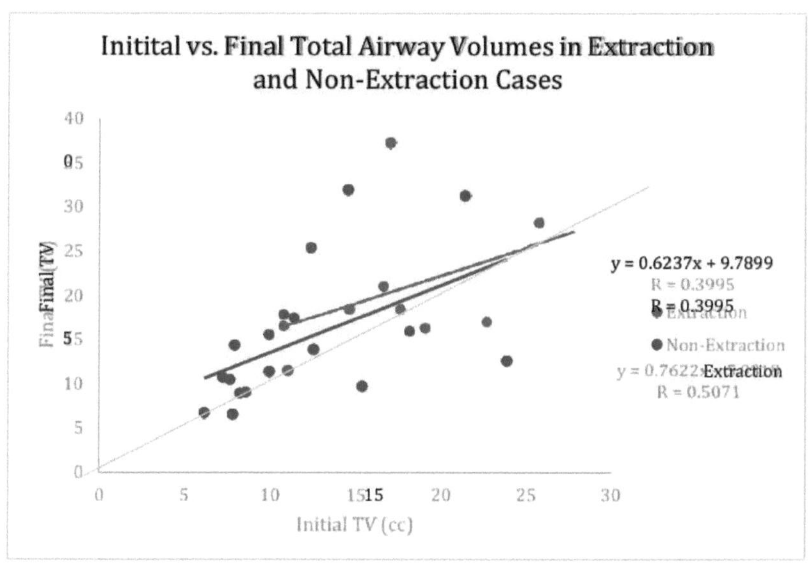

Foi feito um teste de correlação Spearman Rho para determinar se existia uma relação entre o volume total inicial e final das vias aéreas de cada sujeito (Tabelas 2a e 2b). Este teste mostrou que não houve um emparelhamento significativo entre os volumes iniciais e finais das vias aéreas no grupo de extracção; os volumes iniciais e finais das vias aéreas do grupo de não extracção foram correlacionados com um coeficiente Spearman de 0,61.

Quadro 2a: Teste de Correlação do Grupo de Extracção

Identificação do paciente	TV inicial (cc)	TV final (cc)	Coeficiente Spearman
1	22.75	17.1	0.34
2	19.1	16.35	
3	11.05	11.5	
4	17.65	18.5	
5	25.8	28.2	
6	14.65	18.5	
7	16.65	21.1	
8	10.8	16.6	
9	17.05	37.25	

Tabela 2b: Teste de Correlação de Grupos de Não-Extracção

Identificação do paciente	TV inicial (cc)	TV final (cc)	Coeficiente Spearman
10	23.9	12.55	
11	15.4	9.75	
12	7.85	6.55	

13	18.2	16	
14	8.6	9.1	
15	6.2	6.7	
16	8.25	9	
17	12.55	13.85	
18	9.95	11.35	
19	7.7	10.5	*0.61
20	21.45	31.3	
21	7.25	10.75	
22	11.4	17.55	
23	9.95	15.6	
24	10.8	17.9	
25	7.95	14.35	
26	12.4	25.4	
27	14.55	31.95	

O asterisco indica um resultado estatisticamente significativo

A figura 5 apresenta a variação de cada indivíduo sujeito de extracção no volume total, representado como uma variação percentual. O paciente 9 experimentou um aumento de 118% no volume total, que foi substancialmente maior de uma diferença em comparação com todos os outros pacientes de extracção. Os pacientes 1 e 2 foram os únicos dois sujeitos do grupo de extracção que sofreram uma diminuição no volume total das vias aéreas. A figura 6 apresenta a variação do volume total de cada sujeito individual não extractor, representada como uma variação percentual. Quatro sujeitos sofreram uma diminuição no volume total das vias aéreas, variando entre uma diminuição de 12% e uma diminuição de 47,5% da inicial à final.

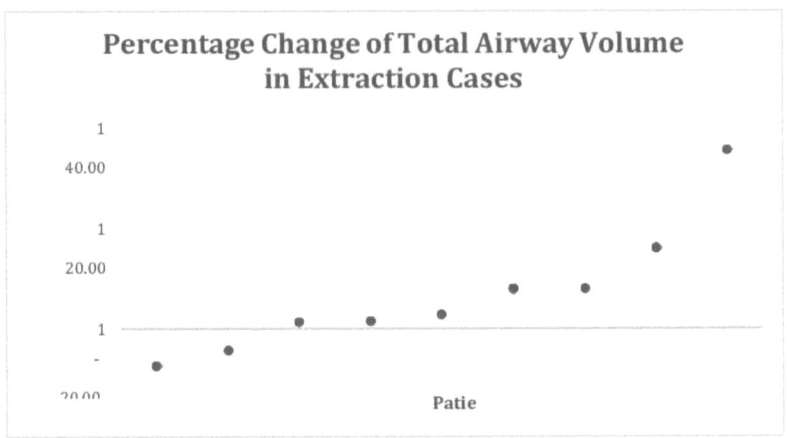

Figura 5: Variação percentual do volume total das vias aéreas em casos de extracção

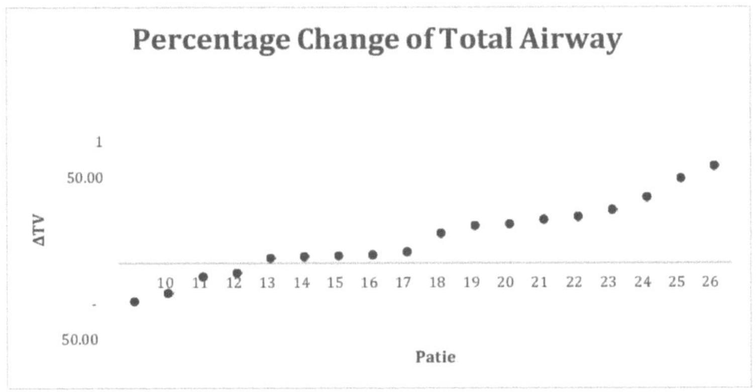

Figura 6: Variação percentual do volume total das vias aéreas em casos de não-extracção

As alterações no volume total das vias aéreas e área mínima de constrição da inicial à final em cada grupo foram comparadas com um teste Wilcoxon (Figuras 7a,7b). O volume total das vias aéreas nos casos de não-extracção mostrou um aumento significativo (p = .037). Todos os outros resultados dos testes de Wilcoxon foram não significativos.

As medidas médias iniciais e finais para TV nos grupos de extracção e não extracção, e a mudança na TV, representada tanto pelo valor numérico como por uma mudança percentual, são apresentadas nas Tabelas 3a e 3b abaixo. As medidas médias iniciais e finais para o MAC nos grupos de extracção e não extracção, e a alteração no MAC são apresentadas nas Tabelas 4a e 4b abaixo.

Figura 7a: Teste de Wilcoxon para o significado do volume total das vias aéreas.

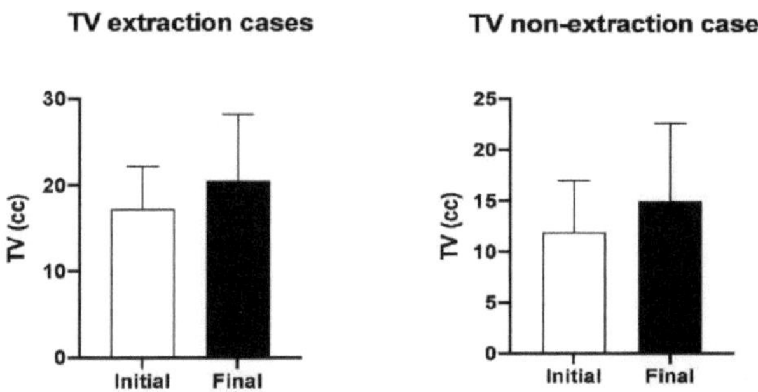

Houve um aumento significativo no volume total das vias aéreas dos sujeitos não-extractores (p=0,037). A alteração do volume inicial para o volume final das vias respiratórias no grupo de extracção não foi significativa.

Figura 7b: Teste de Wilcoxon para o significado da área mínima de constrição.

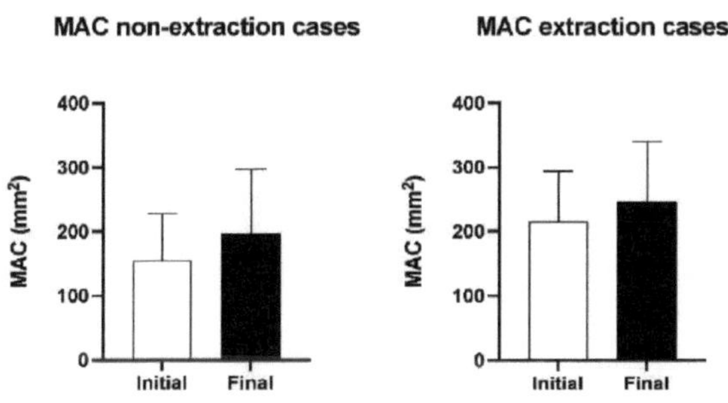

Não houve alteração significativa entre a área inicial e a área mínima final de constrição em nenhum dos grupos.

Tabela 3a: Volume total das vias aéreas (TV): Pacientes de Extracção

Identificação do paciente	TV inicial (cc)	TV final (cc)	ΔTV (cc)	ΔTV (%)
1	22.75	17.1	-5.65	-24.8
2	19.1	16.35	-2.75	-14.4
3	11.05	11.5	0.45	4.1
4	17.65	18.5	0.85	4.8
5	25.8	28.2	2.4	9.3
6	14.65	18.5	3.85	26.3
7	16.65	21.1	4.45	26.7
8	10.8	16.6	5.8	53.7
9	17.05	37.25	20.2	118.5

Tabela 3b: Volume total das vias aéreas (TV): Pacientes sem extracções

Identificação do paciente	TV inicial (cc)	TV final (cc)	ΔTV (cc)	ΔTV (%)
10	23.90	12.55	-11.35	-47.50
11	15.40	9.75	-5.65	-36.70
12	7.85	6.55	-1.30	-16.60
13	18.20	16.00	-2.20	-12.10
14	8.60	9.10	0.50	5.80
15	6.20	6.70	0.50	8.10
16	8.25	9.00	0.75	9.10
17	12.55	13.85	1.30	10.40
18	9.95	11.35	1.40	14.10
19	7.70	10.50	2.80	36.40

20	21.4 5	31. 30	9.85	45.9 0
21	7.25	10. 75	3.50	48.3 0
22	11.4 0	17. 55	6.15	53.9 0
23	9.95	15. 60	5.65	56.8 0
24	10.8 0	17. 90	7.10	65.7 0
25	7.95	14. 35	6.40	80.5 0
26	12.4 0	25. 40	13.0 0	104. 80
27	14.5 5	31. 95	17.4 0	119. 60

Quadro 4a: Área mínima de constrição (MAC): Pacientes de Extracção

Identificação do paciente	MAC inicial (mm^2)	MAC final (mm^2)	ΔMAC (mm^2)	ΔMAC (%)
1	25 4	1 58	- 96	- 37.8
2	26 2.95	2 36.7	- 26.25	- 10
3	85	7 5.5	- 9.5	- 11.2

4	338.5	313	-25.5	-7.5
5	269.5	337.5	68	25.2
6	149.5	190	40.5	27.1
7	246.6	288.5	41.9	17
8	169	245.5	76.5	45.3
9	163	372	209	128.2

Tabela 4b: Área mínima de constrição (MAC): Pacientes sem extracções

Identificação do paciente	MAC inicial (mm²)	MAC final (mm²)	ΔMAC (mm²)	ΔMAC (%)
10	331.80	127.70	-204.10	-61.50
11	243.75	135.35	-108.40	-44.50
12	143.40	94.50	-48.90	-34.10
13	271.65	282.45	10.80	4.00
14	169.65	188.55	18.90	11.10
15	117.95	74.20	-43.75	-37.10
16	141.80	97.55	-44.25	-31.20
17	153.20	191.25	38.05	24.80
18	128.20	158.20	30.00	23.40
19	59.20	74.90	15.70	26.50
20	252.90	410.65	157.75	62.40
21	118.65	139.45	20.80	17.50
22	82.80	184.35	101.55	122.60

23	114.10	230.65	116.55	102.10
24	118.60	258.25	139.65	117.70
25	84.85	171.30	86.45	101.90
26	125.55	329.80	204.25	162.70
27	125.15	380.65	255.50	204.20

DISCUSSÃO

Volume total das vias aéreas orofaríngeas

No presente estudo, não houve alteração significativa no volume das vias aéreas orofaríngeas em pacientes que foram submetidos a tratamento ortodôntico com quatro extracções de pré-molares, semelhante às descobertas de Zhang e colegas em 2015. Embora tenha havido um aumento significativo no volume total de vias aéreas no grupo sem extracções, a pequena dimensão da amostra, meios semelhantes e pequenos desvios padrão sugerem que esta pode não ser uma diferença clinicamente significativa.

A maior parte dos indivíduos observados neste estudo experimentaram um aumento no volume total das vias aéreas orofaríngeas que pode ser explicado por muitos factores. A idade média dos indivíduos do grupo de extracção foi de 19 anos e 4 meses, enquanto que a idade média dos indivíduos do grupo não extractivo foi de 13 anos e 2 meses. O grupo de extracção, com uma idade média mais elevada, provavelmente não teve tanto crescimento como os sujeitos não extractivos. Apesar de todos os indivíduos terem uma fase de maturação vertebral cervical de 4 ou 5, o grupo de não-extracção era em média mais jovem, e os indivíduos deste grupo podem ter experimentado algum crescimento ao longo do seu tratamento ortodôntico. Se a imagem inicial da TCFC foi adquirida antes do crescimento e maturação do esqueleto estar completo, a mandíbula pode ter estado numa posição mais retrusiva do que na imagem final da TCFC. Isto pode ter contribuído para uma via aérea inicial mais pequena e para um aumento mais significativo das vias aéreas ao longo do tratamento. Como a mandíbula do paciente cresceu e foi deslocada mais anteriormente, isto levou a um aumento do volume das vias respiratórias orofaríngeas. Num estudo realizado por Silva et al. em 2015, concluiu-se que "o comprimento mandibular curto está relacionado com uma diminuição das medidas das vias aéreas superiores", e que "o posicionamento anteroposterior da mandíbula exerce influência nas medidas das vias aéreas" (Silva et al., 2015). Verificou-se também que havia uma tendência de padrão de crescimento facial com uma correlação positiva mas fraca com a dimensão das vias aéreas (Silva et al., 2015). Os autores sublinham a importância do avanço mandibular através de aparelhos ortopédicos ou cirurgia ortognática quando possível para promover o alargamento das vias respiratórias. A posição mandibular como resultado do crescimento pode ter sido um factor que contribuiu para o aumento significativo do volume total das vias aéreas orofaríngeas no grupo de não-extracção.

Para além das influências do crescimento nas vias aéreas, a postura da língua e a posição da cabeça do sujeito também pode ser um factor que contribui para o aumento significativo do volume orofaríngeo das vias aéreas. Segundo Ono et al., o volume e as áreas transversais da orofaringe aumentam em resposta à extensão da cabeça, rotação da cabeça, e protrusão da mandíbula (Ono et al., 2000). Se um paciente prolongasse a sua cabeça, saltasse a sua mandíbula ou rodasse a sua cabeça na imagem final da TCFC, então a via aérea final pode ter sido medida como maior do que a via aérea inicial e não seria uma verdadeira representação das suas dimensões de vias aéreas orofaríngeas em repouso. Da mesma forma, se o sujeito levantasse a sua língua ou posicionasse a sua língua mais anteriormente na imagem final da TCFC, o volume final das vias aéreas pode ter sido registado como maior do que o volume real das vias aéreas em repouso. O posicionamento posterior da língua e do palato mole pode invadir a faringe e causar uma constrição nas vias respiratórias.

Área Mínima de Constricção

Em relação à área transversal de constrição mínima, os nossos resultados diferiram dos de Chen e colegas na medida em que, no presente estudo, o MAC não sofreu alterações significativas em nenhum dos grupos (Chen et al, 2012). Num estudo de RM de vinte e oito indivíduos adultos obesos com AOS grave, a área da secção transversal de constrição mínima foi relatada como sendo de 35±16 mm^2 (Cosentini et al., 2004). Cada um dos indivíduos do presente estudo, independentemente dos grupos de extracção ou não-extracção, teve medições MAC significativamente maiores tanto nas imagens CBCT iniciais como finais com uma média de 246mm^2 no grupo de extracção e um MAC de 196mm^2 no grupo de não-extracção. Isto sugere que as vias respiratórias dos sujeitos incluídos neste estudo provavelmente não estão restringidas ao mesmo grau que um indivíduo com AOS grave, mesmo incluindo os sujeitos que sofreram um decréscimo no MAC da inicial para a final. Nove dos vinte e oito sujeitos sofreram um decréscimo na AOS variando de -7,5% a -61%; a menor destas áreas transversais foi de 74mm^2 , significativamente maior do que a área transversal média de constrição encontrada em doentes com AOS por Cosentini. No presente estudo, o Sujeito 19 do grupo de não-extracção tinha uma MAC inicial consideravelmente menor em comparação com todos os outros sujeitos de ambos os grupos, com uma medição inicial de 59mm^2 que aumentou para 74mm^2 após tratamento ortodôntico. Apesar de o paciente ter sofrido extracções, a área mínima de constrição aumentou 26,5% o que contradiz as conclusões de Chen no seu estudo de 2012.

Estudos de casos e anomalias temáticas

A fiabilidade intra-aterrestre é da maior importância neste estudo, uma vez que houve muito pouca variação nos traçados dos limites das vias aéreas. Isto elimina a variável de inconsistência nas medições tridimensionais das vias respiratórias que estão a ser avaliadas. Como tal, os temas que sofreram alterações que se desviaram das linhas de tendência na Figura 4 fornecem um ponto de discussão notável.

Do grupo de extracção, dois sujeitos sofreram uma diminuição no volume total das vias aéreas orofaríngeas. No momento da aquisição inicial da TCFC, o Sujeito 1 tinha 14 anos e teve uma diminuição de 24,8% no volume das vias aéreas orofaríngeas, e o Sujeito 2 tinha 32 anos e teve uma diminuição do volume das vias aéreas de 14,4%, pelo que o crescimento não pode ser o único factor a influenciar as alterações das vias aéreas. Em contraste com o Sujeito 1, o Sujeito 9 que tinha 13 anos de idade na altura da aquisição inicial da imagem, registou o maior aumento no volume das vias aéreas orofaríngeas com um aumento de 118,5%. Estes dois pacientes tinham uma idade semelhante, mas sofreram alterações drásticas no volume total das vias aéreas após terem sido submetidos ao mesmo tratamento ortodôntico. É também interessante notar que o Sujeito 5, que tinha 46 anos na altura da aquisição da imagem inicial, experimentou um aumento do volume total das vias respiratórias de +9,3%. Embora o crescimento possa ser um factor de alterações observadas nas vias respiratórias orofaríngeas nos sujeitos em crescimento neste estudo, houve também alterações consideráveis no volume das vias respiratórias nos sujeitos não em crescimento.

Tanto o Sujeito 2 como o Sujeito 5 são adultos sem crescimento e quaisquer alterações observadas nas vias aéreas não podem ser explicadas por crescimento diferencial. Uma razão possível para esta diferença poderia ser a mecânica ortodôntica utilizada para fechar os espaços de extracção.

O sujeito 2 pode ter tido mais retracção dos dentes anteriores para conseguir o fechamento do espaço ortodôntico, possivelmente como resultado de mais apinhamento anterior. A retracção dos dentes anteriores pode ter causado uma diminuição do comprimento do arco, e portanto uma diminuição do espaço disponível para a língua dentro da cavidade oral, forçando-a a repousar mais abaixo e mais posteriormente em direcção à faringe. É possível que o Sujeito 5 tenha tido menos apinhamento anterior, e que o fechamento do espaço tenha sido conseguido pela protracção dos dentes posteriores ou mesmo pelo fechamento recíproco do espaço, levando a uma diminuição menor do comprimento do arco e a mais espaço para a língua descansar na cavidade oral. Outro factor que poderia contribuir para as diferentes alterações das vias respiratórias poderia ser uma diferença na posição da cabeça e da língua do paciente no momento da aquisição da imagem, tal como discutido por Ono e colegas.

Também são de notar os Sujeitos 3 e 4 que experimentaram um aumento no volume total das vias aéreas orofaríngeas mas tiveram uma diminuição na área mínima de constrição após tratamento ortodôntico. Pode haver uma alteração na forma das vias respiratórias, resultando na alteração do volume. São necessários mais estudos para ver se existe um alongamento das vias aéreas que leve a um aumento do volume das vias aéreas orofaríngeas poderia explicar um aumento simultâneo do volume com uma diminuição da área da secção transversal.

Limitações e Direcções Futuras

Durante a recolha de dados, o objectivo era recolher dados de 60 ou mais indivíduos com base noutros estudos semelhantes realizados por Galeotti e colegas e pela Dalmau e colegas. (Galeotti, et al., 2019) (Dalmau et al., 2015). No entanto, devido a limitações relacionadas com a Pandemia da COVID-19, conseguimos recolher imagens e dados demográficos para vinte e sete sujeitos. Embora este número de sujeitos fosse semelhante aos estudos de Korayem et al. e Ogawa et al., são necessários estudos futuros com uma amostra maior para confirmar as conclusões do presente estudo.

É necessário um acompanhamento a longo prazo para observar alterações pós-tratamento das vias aéreas, posição da língua, e qualquer possível desenvolvimento de sintomas de OSA. Os sujeitos do presente estudo não foram questionados sobre os hábitos respiratórios ou de sono, nem foram registados quaisquer potenciais sintomas de AOS.

CONCLUSÕES

Não houve alteração significativa no volume das vias aéreas orofaríngeas em pacientes de Classe II que foram submetidos a tratamento ortodôntico com extracções de quatro pré-molares. Os pacientes de Classe II que não tiveram pré-molares extraídos para o seu tratamento ortodôntico tiveram um aumento significativo no volume das vias aéreas orofaríngeas. Não houve alteração significativa na área da secção transversal de constrição mínima em nenhum dos grupos. Contudo, devido à pequena dimensão da amostra, os resultados do presente estudo servem como insight preliminar às alterações nas vias respiratórias em indivíduos da Classe II, sendo necessários mais estudos para apoiar estas conclusões.

APÊNDICE

Dados Brutos para Medições de Fiabilidade Inter-Rater:

Medidas de Volume Total			
Primeira medição (cc)	Segunda medição (cc)	Diferença nas medidas	Coeficiente Spearman
10.9	10.7	-0.2	
17.7	17.6	-0.1	
14.8	14.5	-0.3	
16.9	17.2	0.3	
11.2	10.9	-0.3	
17.1	16.2	-0.9	
22.5	23	0.5	
25.7	25.9	0.2	
19	19.2	0.2	
16.9	16.3	-0.6	
18.3	18.7	0.4	
19.8	17.2	-2.6	
37.2	37.3	0.1	
11.4	11.6	0.2	
21	21.2	0.2	
16.8	17.4	0.6	
28.1	28.3	0.2	
15.6	17.1	1.5	
8.2	7.7	-0.5	
12.7	12.4	-0.3	
9.8	10.1	0.3	
21.4	21.5	0.1	
15.3	13.8	-1.5	
8.2	7.5	-0.7	
7.7	6.8	-0.9	
23.3	24.5	1.2	
6.2	6.2	0	
10	9.9	-0.1	

	11.5	13.3	1.8	
	18.3	18.1	-0.2	
	11.3	11.5	0.2	
	10.1	11.5	1.4	
	15.6	15.2	-0.4	
	7.8	7.6	-0.2	
	8.4	8.1	-0.3	
	9.1	8.1	-1	
	14.8	13.9	-0.9	
	13.4	14.3	0.9	
	15.7	15.5	-0.2	
	31.3	31.3	0	
	31.3	32.6	1.3	
	6.6	6.5	-0.1	
	10.5	11	0.5	0.9
	12.5	12.6	0.1	9
	6.5	6.9	0.4	
	11.8	10.9	-0.9	
	25.5	25.3	-0.2	
	16	16	0	
	17.4	17.7	0.3	
	17.7	18.1	0.4	
	10	9.5	-0.5	
	10.3	10.7	0.4	
	9.3	8.7	-0.6	
	9.3	8.9	-0.4	

REFERÊNCIAS

1. Ângulo, EH. Tratamento da maloclusão dos dentes: Filadélfia: SS White Manufacturing Company; 1907

2. Agrawal, J. M., Agrawal, M. S., Nanjannawar, L. G., & Parushetti, A. D. (2013). CBCT em Ortodontia: a onda do futuro. The Journal of Contemporary Dental Practice, 14(1), 153-157.

3. American Thoracic Society . (1996). Normas e indicações para os estudos do sono cardiopulmonar em crianças. *American Journal of Respiratory and Critical Care Medicine, 153*(2), 866-878.

4. Bhattacharyya, N., Blake, S. P., & Fried, M. (2000). Avaliação das vias aéreas na síndrome da apneia obstrutiva do sono com tomografia computorizada tridimensional das vias aéreas. *Otolaryngology-Head and Neck Surgery, 123*(4), 444-449.

5. Buchanan, A., Cohen, R., Looney, S., Kalathingal, S., & De Rossi, S. (2016). Análise CT de feixe cônico de pacientes com apneia obstrutiva do sono em comparação com os controlos normais. *Imaging Science in Dentistry*, 46(1), 9-16.

6. Camacho M, Capasso R, Schendel S. Alterações das vias aéreas em pacientes com apneia obstrutiva do sono associada a uma posição supina versus uma posição vertical examinada usando tomografia computorizada de feixe cônico. (2014). *Journal of Laryngology and Otolaryngology*;128:824-830.

7. Chen, Y., Hong, L., Wang, C., Zhang, S., Cao, C., Wei, F., & Liu, D. (2012). Efeito da retracção de grandes incisivos na morfologia das vias aéreas superiores em pacientes adultos com protrusão bimaxilar. *The Angle Orthodontist, 82*(6), 964-70.

8. Cosentini T, Le Donne R, Mancini D, Colavita N. (2004). Ressonância magnética da via aérea superior em apneia obstrutiva do sono. *Radiologia Medica108*:404-16

9. Dalmau, E., Zamora, N., Tarazona, B., Gandia , J. L., & Paredes, V. (2015). Um estudo comparativo do espaço aéreo faríngeo, medido com tomografia computadorizada de feixe cônico, entre pacientes com diferentes morfologias craniofaciais. *Journal of Cranio-Maxillofacial Surgery, 43*(8), 1438-1446.

10. Enciso R, Nguyen M, Shigeta Y, Ogawa T, Clark GT. (2010) Comparação de parâmetros de TC de feixe cônico e questionários de sono em pacientes com apneia do sono e sujeitos de controlo. *Oral Surg Oral Med Oral Pathol Oral Radiol Endod.* ;109:285-293.

11. Galeotti, A., Festa, P., Virani, V., Pavone, M., Sitzia, E., Piga, S., . . . D'Anto, V. (2019). Correlação entre as variáveis cefalométricas e a gravidade da apneia obstrutiva do sono em crianças. *European Journal of Paediatric Dentistry*, 43-7.

12. Gurani, S. F., Di Carlo, G., Cattaneo, P. M., Thorn, J. J., & Pinholt, E. M. (2016). Efeito da Postura da Cabeça e da Língua nas Dimensões e Morfologia das Vias Aéreas Faríngeas em Imagens Tridimensionais: uma Revisão Sistemática. *Journal of oral & maxillofacial research*, 7(1), e1.

13. Haskell, J. A., McCrillis, J., Haskell, B. S., Scheetz, J. P., Scarfe, W. C., & Farman,G. (2009). Efeitos do Dispositivo de Avanço Mandibular (mad) nas dimensões das vias aéreas avaliadas com tomografia computorizada de feixe cônico. *Seminários em Ortodontia*, 15(2), 132-58.

14. Kapila, S. et al. (2011). O estado actual da tomografia computorizada de feixe cônico em ortodontia. *Radiologia Dentomaxilofacial.*; 40, 24-34.

15. Korayem MM, Witmans M, MacLean J, Heo G, El-Hakim H, Flores-Mir C, et al. (2013). Morfologia craniofacial em pacientes pediátricos com apneia obstrutiva do sono persistente com ou sem terapia de pressão positiva nas vias aéreas: uma comparação cefalométrica transversal com controlos. *American Journal of Orthodontics and Dentofacial Orthopedics.* ;144:78-85.

16. Kumar, M., Shanavas, M., Sidappa, A., & Kiran, M. (2015). Tomografia computorizada de feixe cônico - conheça os seus segredos. *Journal of international oral health* : JIOH, 7(2), 64-68.

17. Little RM, Reidel RA, Engst ED (1990). Extracção em série dos primeiros pré-molares: avaliação pós-retenção da estabilidade e recaída, *Angle Orthod* 60:255-262.

18. Maiitah E, El SN, Abu AE. (2012). Efeitos da extracção dos primeiros pré-molares na dimensão das vias aéreas superiores em pacientes com proclinações bimaxilares. *Ortodontia angular.* [Artigo de Revista; Apoio à Investigação, Não-EUA Gov't]. 82(5):853-9. pmid:22369618

19. Netter, F. H. (2019). *Atlas da anatomia humana.* Filadeplia: Elsevier. Ogawa, T., Enciso, R., Shintaku, W. H., & Clark, G. T. (2007). Avaliação da configuração das

vias aéreas de secção transversal da apneia obstrutiva do sono. *Cirurgia Oral, Medicina Oral, Patologia Oraph, Radiologia Oral e Endodontologia, 103*, 102-108.

20. Oliveira, P. M., Cheib-Vilefort, P. L., Gontijo, H. D., Melgaco, C. A., Franchi, L., McNamara, J. A., & Souki, B. Q. (2020). Alterações tridimensionais da via aérea superior em doentes com maloclusão de Classe II tratados com o aparelho Herbst: Um estudo de tomografia computorizada de feixe de cones. *American Jounral of Orthodontics and Dentofacial Orthopedics, 157*(2), 205-211.

21. Ono T, Otsuka R, Kuroda T, Honda E, Sasaki T. (2000). Efeitos da posição da cabeça e do corpo nas configurações bidimensionais e tridimensionais da via aérea superior. *J Dent Res*. ;79(11):1879-84.

22. Park JG, Ramar K, Olson EJ. (2011). Actualizações sobre definição, consequências, e gestão da apneia obstrutiva do sono. *Mayo Clin Proc.* 86:549-555.

23. Proffit, W. R., Fields, H. W., Larson, B. E., & Sarver, D. M. (2019). *Ortodontia Contemporânea*. Filadélfia: Elsevier.

24. Scarfe, WC., Farman, AG. (2008). O que é o Cone-Beam CT e como funciona? *Dent Clin N Am.*: 52: 4, 707-730.

25. Schwab RJ, Pasirstein M, Pierson R, Mackley A, Hachadoorian R, Arens R, et al. (2003). Identificação dos factores de risco anatómicos das vias aéreas superiores para a apneia obstrutiva do sono com ressonância magnética volumétrica. *Am J Respir Crit Care Care Med.* ;168:522-530.

26. Silva, N. N., Lacerda, R. H., Silva, A. W., & Ramos, T. B. (2015). Avaliação das medidas das vias respiratórias superiores em doentes com má oclusão do esqueleto mandibular de Classe II. Dental press journal of orthodontics, 20(5), 86-93.

27. Stefanovic, N., El, H., Chenin, D. L., Glisic, B., & Palomo, J. M. (2013). Alterações de vias aéreas faríngeas tridimensionais em pacientes ortodônticos tratados com e sem extracções. *Ortodontia e Investigação Craniofacial, 16*, 87-96.

28. Sutherland K, Lee RW, Cistulli PA. (2012). Obesidade e estrutura craniofacial como factores de risco para a apneia obstrutiva do sono: impacto da etnia. *Respirologia*. [Artigo de Revista; Revisão]. 17(2):213-22. pmid:21992683

29. Ting, L., & Malhotra, A. (2005). Distúrbios do sono: uma visão geral. Cuidados primários, 32(2), 305-v. https://doi.org/10.1016/j.pop.2005.02.004

30. Vanarsdall, R. L. (1999). Dimensão transversal e estabilidade a longo prazo. Seminários em Ortodontia, 5(3), 171-180. doi:10.1016/s1073-8746(99)80008-5

31. Wang Q, Jia P, Anderson NK, Wang L, Lin J. Alterações do tamanho das vias aéreas faríngeas e posição óssea hióide após tratamento ortodôntico da protrusão bimaxilar de Classe I.(2012). *Ortodontia angular.* [Artigo da Revista; Apoio à Investigação, Não-U.S. Gov't].;82(1):115-21. pmid:21793712

32. Yap, B., Kontos, A., Pamula, Y., Martin, J., Kennedy, D., Sampson, W., & Dreyer, C. (2019). Diferenças na morfologia dentofacial em crianças com distúrbios respiratórios do sono são detectadas com registos ortodônticos de rotina. *Medicina do Sono*, 109-14.

33. Zhang, J., Chen, G., Li, W., Xu, T., & Gao, X. (2015). Alterações das vias aéreas superiores após tratamento de extracção ortodôntica em adultos: um estudo preliminar utilizando tomografia computorizada de feixe cônico. PLoS One, 10(11), e0143233.

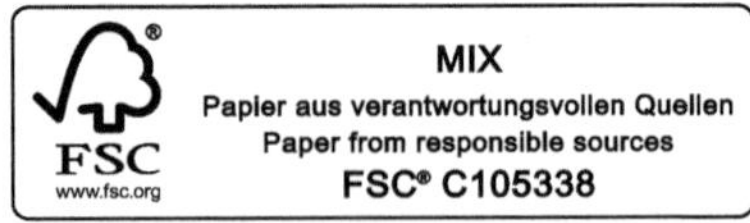

Printed by Books on Demand GmbH, Norderstedt / Germany